治愈系

早晚1分钟，让你不再眩晕！

女性のつらい「めまい」は朝夜1分の体操でよくなる！

[日] 新井基洋 —— 著

柴晶美 译

U0316197

中国纺织出版社

国家一级出版社
全国百佳图书出版单位

JYOSEI NO TSURAI 'MEMAI' WA ASA · YORU IPPUN NO TAISO
DE YOKUNARU！

Copyright © 2017 by Motohiro ARAI

Illustrations by Shizuka YOSHIDA

All rights reserved.

Original Japanese edition published by PHP Institute，Inc.

This Simplified Chinese edition published by arrangement with

PHP Institute，Inc.，through East West Culture & Media Co.，Ltd.

本书中文简体版经 PHP Institute，Inc. 授权，由中国纺织出版社独家出版
发行。本书内容未经出版者书面许可，不得以任何方式或任何手
段复制、转载或刊登。

著作权合同登记号：图字：01－2018－2608

图书在版编目（CIP）数据

早晚 1 分钟，让你不再眩晕！／（日）新井基洋著；
柴晶美译. ——北京 ：中国纺织出版社，2019. 3

ISBN 978－7－5180－5423－7

I. ①早… II. ①新… ②柴… III. ①女性—眩晕—
防治—图解 IV. ①R764. 34－64

中国版本图书馆 CIP 数据核字（2018）第 221342 号

责任编辑：闫　婷　　　　　责任校对：楼旭红
责任印制：王艳丽　　　　　责任设计：品欣排版

中国纺织出版社出版发行

地址：北京市朝阳区百子湾东里 A407 号楼　邮政编码：100124

销售电话：010— 67004422　传真：010— 87155801

http：//www. c-textilep. com

E-mail：faxing@ c-textilep. com

中国纺织出版社天猫旗舰店

官方微博 http：//weibo. com/2119887771

北京华联印刷有限公司印刷　各地新华书店经销

2019 年 3 月第 1 版第 1 次印刷

开本：880×1230　1/32　印张：3

字数：50 千字　　定价：39. 80 元

作者简介

新井基洋（Arai-Motohiro）

1964 年出生于埼玉县。1989 年毕业于北里大学医学部。曾就职于国立相模原医院和北里大学耳鼻喉科。现担任横滨市港区赤十字医院眩晕平衡神经科主任。日本眩晕平衡医学会专业委员、代表委员。1995 年凭"正常人 OKAN（视动性后眼震＝眩晕）的研究"获得博士学位。1996 年赴美国纽约西奈山医院进行眩晕病的研究工作。

另有《自己能治好眩晕》（マキノ出版）《一日一翻 每日眩晕操》（扶桑社）《视听版 自己治愈眩晕！》（洋泉社）等多部著作。

装帧画・文本插画　吉田静佳
编辑协助　円谷直子

序言

大家好，我是横滨市立港区红十字医院眩晕平衡神经科的新井基洋。

写作本书的目的是希望女性朋友们通过做体操的方式来改善令人苦恼的眩晕。

也许购买这本书的你会注意到并思考这件事，眩晕的发病群体大多数为女性，根据流行性学调查，女性的眩晕发病率是男性的 3 倍左右。

所以，以往人们常说眩晕＝更年期。

而且，男性往往不能理解女性眩晕发作时的痛苦！

有人会问，新井你也是一名男性，不能理解这种痛苦，怎么能装作很懂的样子写这本书呢？这样问没错，我虽然是男性，但曾经也是一名眩晕患者，对大家所苦恼的眩晕亲身经历体验过，因此我才敢说出这样的话。所以，请你放心，我是专业的眩晕医生；而且，这本书是专业的眩晕医生给患者们的"最强的治疗书"。

到目前为止，有关于眩晕的参考书，一般都是详细介绍眩晕的概况，并没有详细地说明眩晕的治疗方法，更何况是眩晕的自我治疗方法。

我们不禁会想，为什么会出现这种现象呢？

是的，对于眩晕症而言，诊断方法已经不断地完善，治疗方法却迟迟没有发展。

嗯？明明已经有耳石复位的体操了……能发现这个问题说明你很厉害，可以说是"眩晕的准达人"了。但是到目前为止，大部分参考书中除了对耳石脱落引起的良性发作性位置性眩晕有效果的体操以外，并没有介绍其他的自我治疗方法。

因此，本书将会介绍针对各种眩晕有效的、易于练习的基本体操；并且，这些体操都很简单。

有人说我的眩晕发作时，不是感觉天旋地转，而是觉得左摇右晃。不用担心，本书中的体操对这种眩晕也有治疗效果。

现在我国（日本）每8人中，有1人是75岁以上的老人，其中大部分是女性。根据2016年的调查结果显示，女性的平均寿命是87岁。但是，健康寿命（即没有受到生活障碍的年龄）大约是74岁，说明在这13年左右的时间中多多少少都会受到某种疾病的困扰，导致生活质量下降。

本书将用图解的方式给大家带来能够易于理解，能改善眩晕症、头昏病的体操。

我相信这必定会对大家有所帮助，希望广大女性朋友们的日常生活更加有活力。

被眩晕症所困扰的你，不想患眩晕症的你，请从现在开始，每天早晚用1分钟的时间练习眩晕改善操！

我会从心底里为你加油！但是在练习之前，我们一起喊个口号吧！

我一定要治好眩晕！我不会输给眩晕！
我一定要治好头昏！我不会输给头昏！

那么现在开始吧！

新井基洋

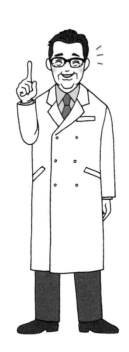

目　录

PART 1　眩晕是女性常见的疾病！

女性的苦恼——眩晕 ···················· 14

眩晕的类型和病因 ···················· 15

眩晕的发作与焦虑的产生 ···················· 16

眩晕很可怕吗？！ ···················· 17

产生眩晕的原因是什么？ ···················· 18

改善眩晕的方法 ···················· 19

为什么做体操能够改善眩晕？ ···················· 20

增强信心，不要输给眩晕 ···················· 21

PART 2　眩晕的自我治疗！〈早·晚〉基本体操

现在开始一起做早晚 1 分钟眩晕改善操吧！ ···················· 36

要遵守的 4 个要点 ···················· 38

PART 3　头昏病也要注意！

眩晕和头昏病是一对好朋友 ···················· 58

打造一个可以战胜头昏病的身体 ·············· 59

PART 4　消除不安！女性眩晕 Q & A

PART 5　眩晕的预防

掌握知识，成为预防眩晕的高手 ·············· 84

假如眩晕发作了······ ························· 86

树立自我治疗眩晕的信心很重要！ ············ 88

首先坚持做 2 周眩晕改善操！ ················ 90

你的这些症状
是眩晕
吗？！

如果你常常有"难道说，这就是眩晕吗？"这样的疑虑，并感到焦虑不安，那么请在下一页的表中进行眩晕自测。

同样，请参考第 22 页的流程图，对自己的症状进行整理。

自测结束后，如果发现只要有一项相符的，就说明你是眩晕发作的高危人群，为了预防眩晕发作，请按照本书的说明进行体操锻炼。

自测结束后，如果发现 2~4 个项目相符，请熟读本书，每天练习眩晕改善操。

自测结束后，如果发现 5 个以上的项目相符，请务必到医院眩晕症专科进行诊断和治疗。

CHECK LIST

自我
眩晕
检测表

- [ ] 明明没有发生地震，就好像有发生地震的晃动感。
- [ ] 持续睡眠不足的时候，早晨起床时，看到天花板缓缓地移动。
- [ ] 早晨，下床起立的时候，突然感到天旋地转。
- [ ] 电灯泡损坏时，讨厌仰头更换。
- [ ] 看到洗衣机水槽中的漩涡感觉难受。
- [ ] 总有种感觉要被吸进站台前的白线内。
- [ ] 看见超市摆满商品的货架就会头晕目眩。
- [ ] 总是晕车。
- [ ] 无原因的心慌和心悸。
- [ ] 持续有耳闷胀感或耳鸣。

PART 1

眩晕是
女性常见的疾病！

女性的苦恼——眩晕

◎ 眩晕的原因和症状表现因人而异

患有眩晕的女性朋友们，你们的眩晕都在什么时候发作？

我常常听到患者说"在厨房准备晚饭的时候，就会头晕目眩""在车站站台行走时，总感觉要被吸到车轨一侧，实在是太恐怖了""超市中买东西的时候，看着放满商品的货架，就感觉头晕""早上起床的时候，天花板在眼前旋转"等。在各种各样的场合都会出现眩晕带来的烦恼。

◎ 女性眩晕的发病率大约是男性的 3 倍

"我患的眩晕和别人的不同"也许会有这样说的患者，确实是这样的，眩晕的原因和症状都是千差万别的。

但是，这些病症都有一个共同点，就是患者都是女性。"咦，男性不也会患眩晕症吗？"有这样的疑问也理所当然。

虽说如此，眩晕症患者中，女性是男性的 3 倍之多。

所以女性朋友们，讲到这里，你是否意识到并不是只有你自己苦恼于眩晕这个事实呢！

◎ 眩晕的 4 种类型

前一页已经讲述了眩晕会出现在日常生活中多种场合，眩晕的症状也是多种多样的。

眩晕的症状主要分成以下 4 种：

①突然出现激烈的眼球旋转

②步履不稳，就感觉像踩棉花

③感觉头晕，不能直线行走

④站立时眼前发黑或者突然晕厥

阅读本书的患者中，以①②③类为主要症状的眩晕居多。

- -

◎ 眩晕症患者中大多数是感情细腻而认真的人

我在问诊中，对患者们眩晕发病时的生活状态进行了询问。

"重要的家庭成员逝世后就突然发病了""一直在忙于 PTA 委员会的工作"等，患者均叙述了发病时处于精神紧张或过度劳累的状态。

其实，大多数眩晕患者是感情细腻、温柔而又认真的人。所以会容易处于精神紧张的状态。进而，这种紧张的状态加深了眩晕患者的不安，进一步的加重了患者的症状。下一页，我将会谈到关于眩晕症带来的心理问题。

眩晕的发作与焦虑的产生

◎ 不明原因引起的焦虑

眩晕也可以说是一种由于焦虑导致的疾病，同时眩晕的病因不明也是焦虑产生的重要原因之一。

首先，患者到内科就诊，内科以病因不明为由，要求患者到脑神经外科做 CT 和 MRI。CT、MRI 显示无异常，医生也许会建议患者到妇产科和耳科进行诊断。在这样的氛围下，很多患者因为原因不明而产生了焦虑，因此经常徘徊在各个医院之间。

大多数患者在医院反复就诊以及治疗方法不清楚的情况下，产生了"难道就这样和眩晕打一辈子的交道了吗"的想法，这种想法加重了焦虑，这也不是没有道理的。

◎ 不能被理解导致的烦恼

周围的人不理解眩晕患者的痛苦，使眩晕患者的心情低落。

眩晕症是一种基本上不会威胁到生命的疾病。患者外表看起来和正常人一样，所以家人和同事都会说"你不会是为了偷懒吧""就知道睡觉也太懒惰了吧""富贵病"等，用这样刻薄的语言对待患者的人很多。

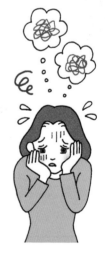

◎ **眩晕患者的孤独**

我常常提到，眩晕患者大多数是认真的人。这句话的意思是眩晕患者都有"不要给其他人添麻烦"的想法。

"和别人约定一起外出，如果早上起来眩晕很严重的话，就不得不取消这个约定。因此很苦恼和别人做约定""虽然很喜欢外出旅行，但是在目的地眩晕发作了会给朋友带来困扰，所以我就不去旅行了"，像这样的状况很多，眩晕患者总是害怕给别人带来麻烦，总是谢绝他人，因此就渐渐变得孤独，实在是苦不堪言。

◎ **不知何时发病产生的恐惧心理**

眩晕患者不知道什么时候眩晕会发作。

"在人行横道的正中间时，眩晕发作，身体动弹不得，怎么办""下楼的途中，眩晕发作了，如果跌落下去怎么办""高速公路上开车时，眩晕发作了，怎么办"，像这样，患者每天都处于焦虑状态之中，不知道什么时候眩晕会发作。

这是每一个眩晕患者都会担心的事情，这不只是你一个人的苦恼!

◎ 眩晕的原因是耳的功能低下

那么，让你一直感到苦恼的眩晕，它的原因是什么呢？

实际上，90% 眩晕发作的原因是耳朵的问题。

我们的身体为了保持平衡，眼、耳、足从里到外的信息都汇聚到小脑，才能控制平衡。其中，耳部（内耳）担任了最重要的角色，耳部的功能失常，身体的平衡就很难维持了。

对于绝大多数患者而言，耳部功能失常是眩晕发作的原因。

◎ 飞机一边的螺旋桨不能旋转的状态

小脑和耳的工作就如同双螺旋桨飞机一样。如图所示，一边的耳功能低下 = 一边的螺旋桨不能旋转，飞机便会持续地左右摇晃。毫无疑问，在这种左右平衡失调的状态下，你的身体就会发生眩晕了。

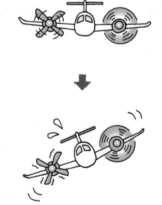

◎ **耳的功能不足，要靠小脑的功能补充**

眩晕的治疗如果单纯依靠药物的话，是不能从根本上解决左右耳的功能差异的。那么，如果这样的不平衡一直持续下去，难道一辈子就要生活在迷迷糊糊、晃晃悠悠的眩晕中了吗？

不要担心，不会的，左右耳的平衡是有办法恢复的，请你放心。

维持身体平衡的大头目是小脑。通过锻炼小脑，弥补功能出现问题的一侧耳朵，这是改善眩晕很有效的方法。

- -

◎ **20 万以上患者的实践**

她们实践的就是本书所介绍的改善眩晕的康复体操。我在横滨市立港区红十字会医院眩晕平衡神经科工作，实际上每天都在指导患者这样训练，至今，在门诊就诊的 20 万眩晕患者已经进行了实践。

也有部分患者要求住院 5 天进行系统治疗。这种情况下，将在早、中、晚全面贯彻本书所介绍的眩晕康复操进行锻炼。出院后，患者在自己家中继续进行锻炼，大约坚持 1 个月，成功克服了眩晕。

为什么做体操能够改善眩晕？

◎ **睡觉是治不好眩晕的！**

清醒的时候，感觉眩晕发作很痛苦，所以总想睡觉的患者大有人在。

如果一直睡觉的话，不仅会使半规管异常持续恶化，而且会降低小脑的功能，进而导致足部和腰部肌群松懈，从而加重眩晕和头昏。

老年患者中，也有由于头昏、步态不稳而跌倒造成骨折，从而卧床不起的人。

所以说，睡觉是治不好眩晕的！

◎ **身体脆弱的部分要加强锻炼**

这个体操会锻炼眼、头、足的功能。对于眩晕患者而言，动作是很困难的。但是让你感觉到"感觉太糟糕了""又开始头晕了"的动作，才是锻炼你脆弱地方的动作。从这个部位开始锻炼，肯定能改善你的症状。

◎ **通过做操了解每天的身体状况**

即使你的眩晕没有发作，为了有一个良好的身体状态，也要坚持做体操。通过感受体操带来的不协调感，也可以了解自己每天的身体状况。请你把做操当作一种生活习惯，一定要坚持下去。

增强信心，不要输给眩晕

◎ 做体操要喊出来

我要求患者在做体操的同时，一定要发出声音，最好是能够大声地喊出来。

初次在我这里就诊的患者，脸上充满着不安和焦虑。不过，当他们做完 1 小时左右的体操回家时，表情变得明亮了，精神状态也得到了改善。做体操时喊口号会更容易记住动作，而且使人神清气爽，使体操变得容易，进而取得更好的治疗效果。

◎ 我不要输给眩晕！

不要再说"好痛苦！""为什么总是治不好？""没有办法了吗？"这样泄气的话了。请相信我，你一定要大声地喊着口号去做我接下来要介绍的体操。

拥有本书的你，不再孤军奋战。我作为编者就是你的伙伴，我的 20 万患者也是你的伙伴。首先要树立治好眩晕的信心！大家一起努力做眩晕改善操吧！

眩晕诊断流程图

你的眩晕是？

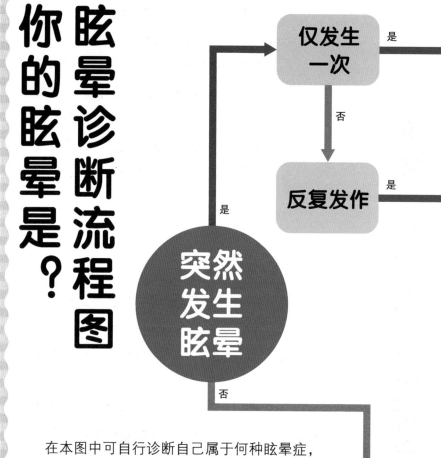

仅发生一次 —— 是

否

反复发作 —— 是

突然发生眩晕 —— 是

否

在本图中可自行诊断自己属于何种眩晕症，同时可通过回答流程图的问题，整理自身的症状。

但是，本图的测试结果仅供参考，并不是最终结果。如果对眩晕症状非常担忧，请不要自行判断，务必要到眩晕专科进行诊断。

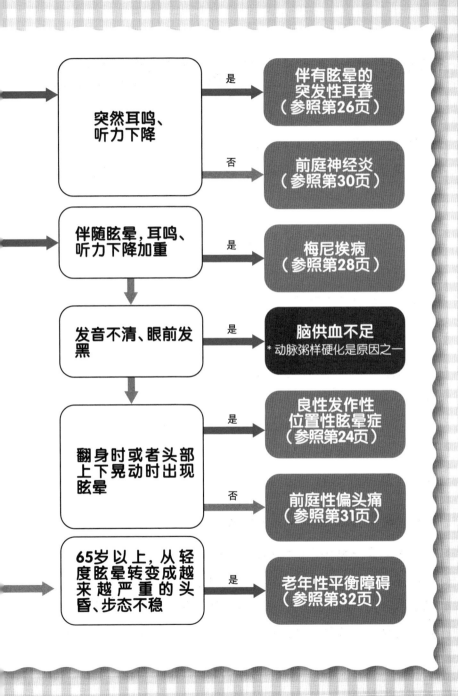

突然耳鸣、听力下降 —— 是 —— 伴有眩晕的突发性耳聋（参照第26页）

突然耳鸣、听力下降 —— 否 —— 前庭神经炎（参照第30页）

伴随眩晕，耳鸣、听力下降加重 —— 是 —— 梅尼埃病（参照第28页）

发音不清、眼前发黑 —— 是 —— 脑供血不足 *动脉粥样硬化是原因之一

翻身时或者头部上下晃动时出现眩晕 —— 是 —— 良性发作性位置性眩晕症（参照第24页）

翻身时或者头部上下晃动时出现眩晕 —— 否 —— 前庭性偏头痛（参照第31页）

65岁以上，从轻度眩晕转变成越来越严重的头昏、步态不稳 —— 是 —— 老年性平衡障碍（参照第32页）

良性发作性位置性眩晕症

发病年龄	50~70 岁
体操效果	★★★★★
有效的体操	婴儿摇头操、大声点头操、咕噜咕噜翻滚操

[绝大多数女性的旋转性眩晕都是这个疾病]

眩晕患者中，良性发作性位置性眩晕最为多见。一般 65 岁以上的女性眩晕患者，绝大多数都是这个疾病。

[转动头部的时候眩晕突然发作]

本病的特征是转动头部的时候，突然会有强烈的眩晕发生。例如早晨起床的时候或者从理发店的洗头床上起来的时候，突然眩晕发作，感觉天旋地转，发生这种情况时可怀疑是本病。眩晕可以持续数十秒到数分钟，也会伴随恶心、呕吐，发病时不会有耳鸣和失聪。

[病因是耳石脱落掉入了半规管中]

耳石是一种细小的结晶，大约有 1 万粒，贴附在内耳的耳石器（感受头部运动和人体运动加速度的器官）的耳石膜上，耳石的大小只有 0.03~0.04 毫米。耳石器内的耳石从原来的位置上脱落，相互粘连成块的耳石落入了前庭半规管里面，随头位改变而移动，刺激平衡系统，引起强烈眩晕。

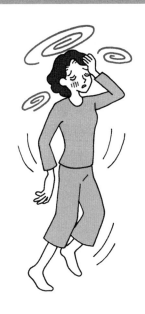

[运动头部的体操最有效]

本病之所以用"良性"命名，是因为本病不是严重的疾病，但反复发作会导致患者十分痛苦。本书介绍的体操中，特别是运动头部的体操对本病有效。

头部运动使落入半规管的耳石归位到耳石膜中。头部移动虽然会十分难受，但不要输给眩晕，请积极地坚持进行体操锻炼。

案例①　典型的症状

大概 1 年前，时常会感觉到眩晕，晚上睡觉或者突然在床上翻身的的时候，感觉周围的房间在转动，一般持续数秒到几分钟。（65 岁女性患者）

案例②　耳石异常的后遗症

大约 10 年前得了眩晕症。虽然最近旋转性眩晕没有了，但是走路像是踩在棉花上，轻飘飘的，脚不着地的感觉，脑后总感觉不适，总有步履不稳的感觉。（75 岁女性患者）

伴有眩晕的突发性耳聋

| 发 病 年 龄 | 50~60 岁 |

| 体 操 效 果 | ★★★ |

| 有效的体操 | 有效的体操：追逐拇指操、婴儿摇头操、原地踏步操 |

[突然感觉听力下降或什么也听不见了]

经常听到某音乐家或某演员患上突发性耳聋这样的新闻，所以很多人对这个病名并不陌生。

突发性耳聋是一边的耳朵突然听力恶化，甚至失聪的疾病。原因尚不明确，通常与内耳血流障碍、病毒感染、精神紧张等因素有关。

[早期治疗是治愈的金钥匙]

突发性耳聋早期治疗是很关键的。发病后两周以内进行有效的治疗，听力恢复的可能性非常高，一旦迁延日久，听力恢复的可能性大大下降。

[只发生一次严重的眩晕]

突发性耳聋发作时，很多患者自诉伴有眩晕症状。这个症状与伴有耳鸣耳聋的梅尼埃病相似，但是不同点是梅尼埃病的眩晕会反复发作而突发性耳聋的眩晕只发生一次。所以，在没有专业人士指导的情况下，请不要进行自我诊断，如果不清楚自己患的是什么疾病，请及时到医院进行诊断。

[残留眩晕或头昏等后遗症 }

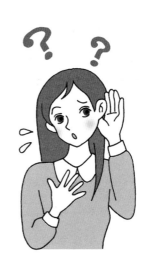

虽然严重的眩晕只发作了一次，但会残留轻微的眩晕或头昏等后遗症。突发性耳聋引发眩晕的原因是由于失聪一侧的耳朵功能失常，破坏了左右平衡，发生眩晕。

眩晕发作平稳后，请按照本书进行体操锻炼，通过恢复左右的平衡，达到治疗眩晕的目的。

[内耳的构造]

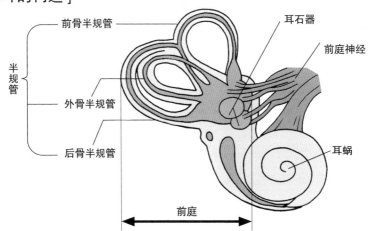

内耳的供血依靠前庭和耳蜗内的血管进行。两边中的一边血管
不畅通时，就会导致内耳血流障碍。

梅尼埃病

发 病 年 龄	30~50 岁
体 操 效 果	★★
有效的体操	有效的体操：追逐拇指操、婴儿摇头操、原地踏步操

[虽然是著名的疾病，但是在眩晕患者中只占 5%]

以眩晕为主要症状的疾病中，梅尼埃病是非常有名的。实际上，眩晕患者中该病患者的占比只有 5% 左右。也许你会感到意外，事实就是如此。

[眩晕与失聪反复发作]

梅尼埃病的特征是反复发作的旋转性眩晕，恶心、呕吐，并伴有耳鸣等波动性听力下降。

原因是内耳中的内淋巴液和外淋巴液渗入耳迷路。内淋巴液蓄积在耳迷路中（膜迷路水肿），膜迷路水肿破裂后内外淋巴液混合，刺激感觉神经细胞，导致听力下降并影响身体左右平衡功能。

[病因是精神过度紧张]

精神过于紧张和过度劳累是本病的病因之一。

为了防止本病的复发，请避免精神过度紧张，放松心情，形成轻松的生活方式和习惯。

为了减轻膜迷路水肿，请务必要注意盐分的摄取，同时尽可能地增加水分的摄入，这样可以取得良好的预防效果。

如果没有肾功能异常，建议每日水摄入量为 1~2 升。

[发病后，反复出现眩晕的症状]

梅尼埃病的特点是在大发作平稳后仍会反复出现眩晕、耳鸣、听力减退等症状。患者反复发作的同时，听力会逐渐下降。

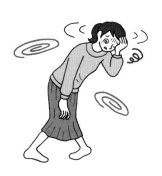

大发作平稳后，如果在听力下降稳定后仍有头昏、身体摇晃不稳等后遗症，请按照本书的体操进行锻炼。

案例①　典型的症状

首先发生的是右耳听力下降，然后出现"嗡嗡"的耳鸣。几天后，出现向右旋转的旋转性眩晕，3 小时之后眩晕仍然在继续。（42 岁女性患者）

案例②　通过做操可改善的症状

右侧的耳鸣持续了一整天，最近听力下降的症状也没有改善，虽然旋转性眩晕消失了但是仍有头昏、身体摇晃不稳的症状，走路时感觉身体总是向右侧偏移。（53 岁女性患者）

前庭神经炎

发 病 年 龄	40~50 岁
体 操 效 果	★★★★
有效的体操	追逐拇指操、婴儿摇头操、原地踏步操

[眩晕发作时，就像置身于大地震中一样]

患者眩晕发作时突然产生严重的眼震，很多患者自述"眼前的景色突然'咻咻'的高速流动起来"。

本病病灶在内耳中，负责向脑部传递平衡信息的前庭神经出现功能障碍而引发眩晕。病因包括病毒感染或者血液循环障碍。

其中有持续数年残留头昏、身体摇晃不稳等后遗症的案例。为了改善头昏、身体摇晃不稳等后遗症，原地踏步操等有良好的治疗效果。

[发作时，有必要采用静脉注射和药物治疗]

眩晕持续时间从数日到一周左右，同时伴有恶心、呕吐，不发生耳鸣和听力减退。

虽然症状会逐渐减轻，但是这一周的时间却无法站立行走，请及时前往医院进行诊断，采用静脉注射和药物进行治疗，使眩晕症状平稳是治疗关键。根据症状轻重，必要时请住院诊治。

虽然刚从剧烈眩晕带来的恐惧中解救出来，但是请你在平稳安静后立刻开始本书介绍的体操，在能力范围内进行锻炼，然后逐渐加强，从而取得良好的治疗效果。

前庭性偏头痛

发 病 年 龄	30~40 岁
体 操 效 果	★★★
有效的体操	婴儿摇头操、大声点头操、原地踏步操

[偏头痛是女性高发病]

偏头痛的发生与遗传、雌激素分泌有较大的关系。因此很多女性患者被生理期前后的偏头痛所困扰。

正如病名所言，偏头痛表现为头部一侧搏动性的剧烈头痛，身体不能随意移动。对外界的声、光变得敏感，所以在没有刺激的安静、昏暗的房间中休息可以缓解头痛。请避免泡澡等导致血管扩张的行为，防止本病发作。

[偏头痛发病 10 年后也会出现眩晕]

曾经也有在偏头痛发病 10 多年以后，才开始出现眩晕或者恶心等症状的案例。

预防偏头痛的药物大多数可以减轻头痛与眩晕的症状，有的患者在头痛间歇期仍有眩晕后遗症。这种情况下，请按照本书的体操进行锻炼，预防因本病造成的卧床不起。

偏头痛的治疗，首先建议到头痛门诊或脑神经外科、神经内科及时就诊，防止本病加重。

老年性平衡障碍

发 病 年 龄　65 岁以上

体 操 效 果　★ ★ ★ ★ ✩

有效的体操　追逐拇指操、婴儿摇头操、原地踏步操

[随着年龄增长逐渐增加的头昏、步态不稳的症状]

本病即大家常见的老年人头昏、头重脚轻，步态不稳，在医院检查并无异常，因此很难找到一种适合的治疗方法。

[病因之一是下半身的肌肉功能减退]

随着年龄的增长，眼、耳、足内的神经功能逐渐减退，身体的平衡机能也不断下降，支撑身体的肌肉的肌力也不断下降。80 岁的人下半身的肌肉容量是 20 岁的人下半身肌肉容量的 50% 以下，较少的肌肉是不能支撑较重的身体的。

老年人随着年龄增长，身体机能不断下降，从而导致头昏、步态不稳。

[进行体操锻炼时注意不要跌倒]

被头昏、步态不稳所困扰的患者常说"站起来就感觉身体摇摇晃晃，因为害怕就想躺着不活动"。但是，如果这样不进行运动，那么肌力会进一步的减退。请大胆的按照本书的体操

进行锻炼，让身体动起来。

高龄的患者如果担心摔倒，请睁开双眼，用手搀扶着墙壁进行体操锻炼。

[趁着身体还健康，开始进行体操锻炼吧]

随着日本老龄化加剧，眩晕患者会逐渐增多。未病先防，趁着现在身体好，请充满元气，从我们的肌肉、小脑开始锻炼吧！

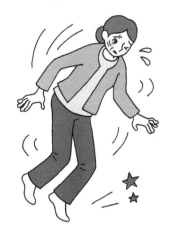

案例① **典型的症状**

大约 5 年前，站立或者行走时，开始感觉身体前后左右地摇晃，最近开始出现坐着的时候也开始摇晃了。感觉头已经摇晃的不属于自己了，除了睡觉之外，做其他的事情都很困难。

医生说这是年龄增长导致的，让我放弃治疗。我到多家医院就诊，头部 MRI 也做了很多次，医生每次都说"没有问题"，但症状仍然没有减轻，我很不安。（80 岁女性患者）

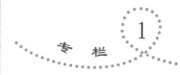

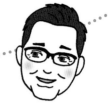

专栏 1

眩晕的检查都做些什么呢？

●首先进行听力检查和问诊

眩晕的检查是从听力检查和问诊开始的。医生会像第 22 页的流程图一样询问相关症状，根据患者的症状描述并整理出诊断材料。眩晕检查中，听力测试也是帮助判断耳部功能状态必须的检测项目。

●通过眼球震颤检查诊断眩晕症

接下来，眩晕诊断方法中最重要的是眼球震颤检查。眼和耳部神经通过脑进行联络，耳内的前庭神经异常导致平衡机能失调，进而影响到脑内的动眼神经，导致眼球不自主地运动，这就导致了眼球震颤的发生。眼球震颤是眼球左右平衡差异造成的，可反映出是否有眩晕发生。

●使用特殊眼镜进行眼球震颤检查

眼球震颤检查会使用一种特殊的红外线眼镜，带上这种眼镜后不仅能发现患者有无眼球震颤，还可通过眼震的方向，推测哪一侧的耳朵出现了功能异常。也有通过眼球震颤的检查结果，排查出病因不是耳朵而是脑部出现了问题的案例，这种情况下，会进一步进行脑 MRI 检查。

通过这些检查进行综合判断，才能有效地进行眩晕的诊断和治疗。

PART 2

眩晕的自我治疗！
〈早·晚〉基本体操

现在开始一起做早晚1分钟眩晕改善操吧！

◎ **对任何眩晕都有效！**

在这里介绍的体操是能够锻炼小脑功能、提高身体平衡能力的基本动作，所以对任何一种眩晕都有一定的疗效。

眩晕容易发生在早上起床时、易疲劳的午后还有晚上就寝的时间段。所以要配合这些时间段做体操。当然，除此之外，因眩晕而感到焦虑时也要多做操。

做操时间只需要早晚各 1 分钟。请通过这个早晚的体操，锻炼出一个强有力的小脑来战胜眩晕吧！

◎ **心情会变得积极**

"今天会不会发生眩晕呢……"

苦恼于眩晕的人，会时常感到焦虑，心情也会很低落。

因此，晚上睡眠质量差，积压了很多压力，是不是有很多这样的人呢？

所以，再次请大家，一边喊口号一边做操。通过喊口号会释放压力，一定会让你的心情变得轻松、积极向上的。

◎ 可以预防眩晕！

　　疾病的产生与遗传因素和生活习惯有关，如果家族中有眩晕患者，那么发生眩晕的概率就会更高。

　　另外，容易晕车的人有可能本身就是半规管功能较弱的体质，但是通过做眩晕改善操可以改善晕车状况，同时也可以起到预防眩晕的作用。

　　有眩晕征兆时，可以选择安静休息。如果是轻微的眩晕，建议做眩晕改善操来缓解症状。

　　即使目前眩晕症状已经有所改善的人，建议把做操当一种习惯，以防眩晕复发。

- -

◎ 可以激活大脑！

　　通过学习新的体操，会对大脑产生促进作用，这也有助于预防阿尔茨海默症。

　　体操的每一个动作都非常简单，高龄者也要积极地去尝试、掌握这个体操。

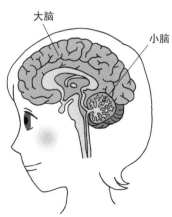
大脑

小脑

要遵守的4个要点

1 口号喊出来！

我需要再强调一遍，请在做操时要大声的喊出口号。

例如第42页的"追逐拇指操"，"追逐拇指！1、2、3、4……"像口号一样喊出体操的名字和次数。

这样心情会变得积极向上，体操的动作也会深刻地印在脑海中。

请不要害羞。

2 不擅长的体操要反复做

在实际做操时，就会知道自己"向左移动视线困难""向右转头会头晕"等不擅长的动作，那么这就是你的弱点。

不要总是刻意回避自己不擅长的动作，通过锻炼这个部位可提高平衡功能，具有改善眩晕的功效。不要不擅长就不做，而是做不好才要反复练习，眩晕的症状一定会得到改善。

3　手指上贴记号

在眩晕改善操中，用眼睛追随拇指的动作比较多，做此动作以拇指指甲为标记，但是有很多人看不清标记。

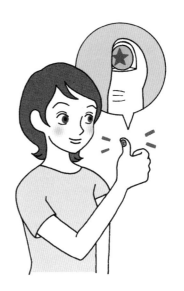

这种情况时，在拇指指甲贴上醒目的记号，例如粘贴画或创可贴。女性的话涂上指甲油也是不错的选择，每周更换不同的颜色也会带来好的心情。

4　必要时请咨询医生

虽然说过这个体操对任何眩晕都有效，但是也会有例外。首先，如果怀疑是严重的脑部疾病引起的眩晕，一定要去医院就诊。另外，如果发生严重的眩晕引起恶心、呕吐等症状时，要保持安静，等待症状缓解。

脑梗塞治疗后引起的眩晕等，有脑部疾病的人必须在医生的指导下进行体操锻炼。颈部和腰部等疼痛的人也不要勉强，在能力范围内进行运动，切忌擅做主张。

唤醒身体，预测一天的身体状态

新一天开始时做的体操

☀ 新的一天开始时做预备操

早上是最容易发生眩晕的时间段。

根据大部分患者的反映，早上起床时就会知道自己当日的身体状态。为了每一天都不输给眩晕，建议在每天起床后做体操。

☀ 新的一天开始时做预备操

"追逐拇指操"（参照第 42 页）可改善改变视线时引起的眩晕，"婴儿摇头操"（参照第 44 页）是锻炼平衡功能的基本动作。

"原地踏步操"（参照第 46 页）可用来衡量当日的身体状态。如果有外出计划的话，一定要进行此操。若偏转 90 度以上，最好避免外出活动，以防意外发生。

晚

消除一天的疲劳，拥有一个好睡眠

一天结束时做的体操

消除一天的疲劳

有没有人觉得"每到傍晚头昏、身体摇晃会更加严重"呢？经过一天的劳倦积累，从傍晚到夜间容易发生眩晕。通过做操消除累积的疲劳，使身心变得清爽。

眼睛的伸展运动促进睡眠

"大声点头操"（参照第 48 页）的动作是日常生活中常见的动作。对于不论是做饭、打扫卫生还是洗脸、洗头发等日常动作都会引起眩晕的人群，此操非常有效。

还有很多人在睡觉时或者翻身时发生眩晕，感觉"天旋地转"睡不着觉。

另外，有一部分人睡觉总是偏向一侧不翻身，这样对治疗眩晕非常不利，容易造成下侧内耳中的耳石脱落。

睡前可在被窝中进行"咕噜咕噜翻滚操"（参照 50 页），做完就可以安心睡觉了。

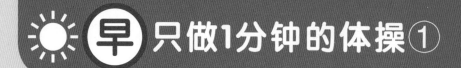

追逐拇指操

10次
10秒

用眼睛追随左右移动的拇指

有效人群
· 看到超市摆满商品的货架会感觉不适
· 乘坐电车或轿车时，看外面的景色会感觉头晕

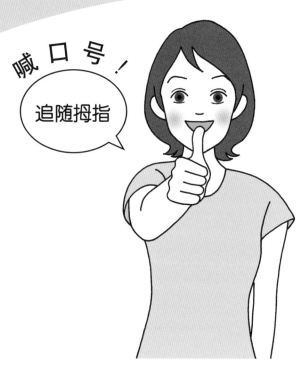

喊口号！

追随拇指

①竖起大拇指，手臂向正前方伸直，将视线固定在拇指指甲上

③同样,再将手臂向右
　移动

②视线固定在指甲上,
　将手臂向左移动

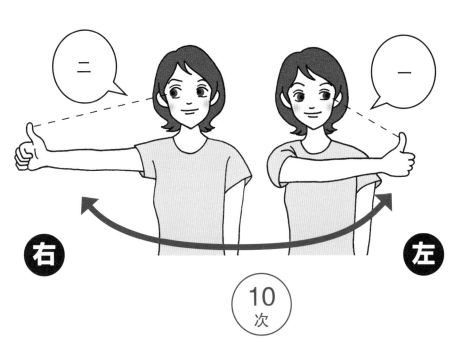

右

左

10
次

要点

· 保持面部不动,用眼睛追随拇指
· 单侧操作时间在1秒左右

熟练后

· 用1秒时间完成1组动作

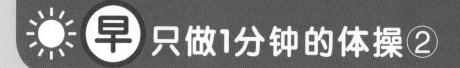

婴儿摇头操

10次
10秒

固定视线，头部左右转动

有效人群
· 当有人从后面叫你，回头时会头晕摇晃
· 头部剧烈运动时会眩晕

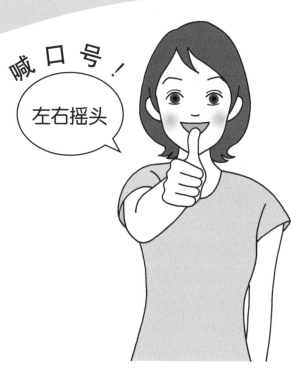

喊口号！

左右摇头

① **竖起大拇指，手臂向正前方伸直，将视线固定在拇指指甲上**

③同样,再将头部向右
　转30度

②视线固定在指甲上,
　将头部向左转30度

②视线固定在指甲上,
　将头部向左转30度

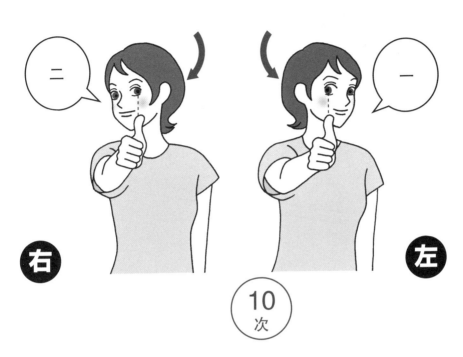

右　　　**左**

10
次

要点

・**手臂保持不动**

・**单侧操作时间在1秒左右**

・**勤加练习转头较为困难的一侧**

* 稍有头晕说明有一定的疗效,请努力坚持做操。(但是不要勉强)

熟练后

・**用1秒时间完成1组动作**

原地踏步操

40次
40秒

睁开眼睛，原地踏步

有效人群
· 通过这个体操，可以了解自己当日的身体状况
· 如果做操时出现身体摇晃等症状，建议不要外出活动

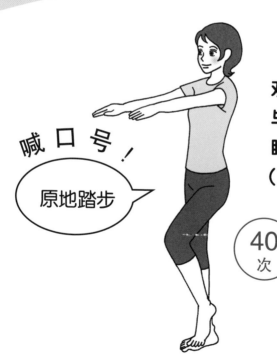

喊口号！

原地踏步

双臂向前伸直，与肩同高，睁开眼睛，原地踏步（尽量做50次）

40次

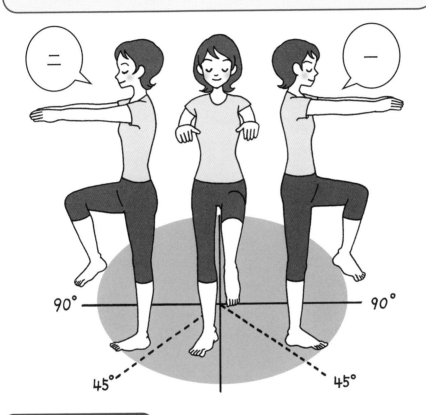

熟练后

· **闭上眼睛做一遍**

* 为防止摔倒，需家属协助

90° 90°

45° 45°

偏转45度时 ➤ 暂时不要驾车

偏转90度时 ➤ 建议当天不要外出活动

要点
· **记录次数时要发出声音**
· **踏步时尽可能将腿抬高**

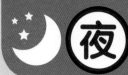

大声点头操

视线固定，上下移动头部

有效人群
· 晾晒衣服时有眩晕感
· 弯腰系鞋带时有不适感
· 滴眼药水时有眩晕感

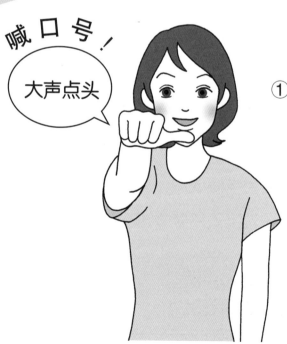

喊口号！

大声点头

①右臂向前伸直，
与肩同高，将右
手拇指伸出，与
地面平行，将视
线固定在拇指指
甲上

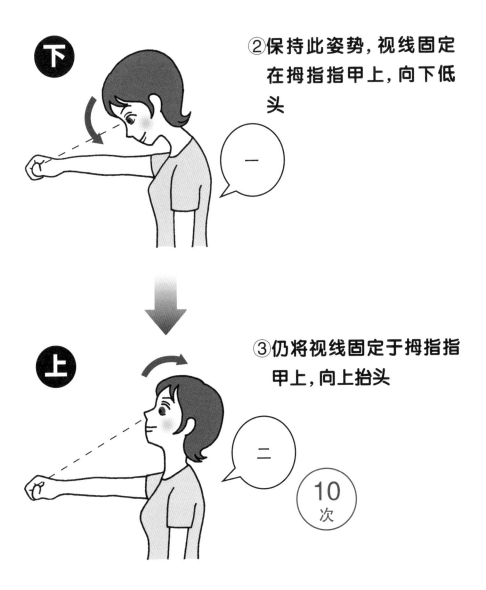

②保持此姿势, 视线固定在拇指指甲上, 向下低头

一

③仍将视线固定于拇指指甲上, 向上抬头

二

10
次

要点

· 手臂保持不动
· 颈部情况不佳时不要勉强做操

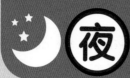

夜 只做1分钟的体操②

咕噜咕噜翻滚操

1组 30秒

全身从头到脚左右翻滚运动

有效人群
· 睡觉翻身时有眩晕感
· 躺在牙科治疗椅或理发店洗发床上时有眩晕感
· 对患有"良性发作性位置性眩晕症"的人有疗效

①首先只将脸部向右转　　【从仰卧姿势开始】

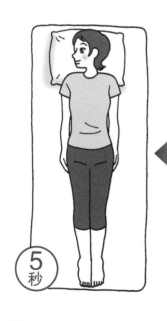

5秒

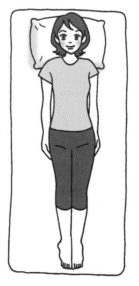

喊口号！
左右翻滚

③回到仰卧姿势　　　②全身向右转

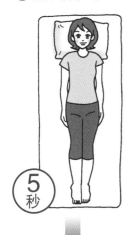

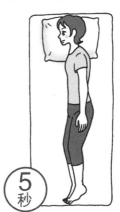

④只将脸部向左转　⑤全身向左转　⑥回到仰卧姿势

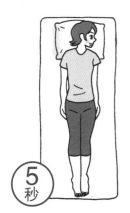

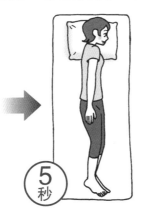

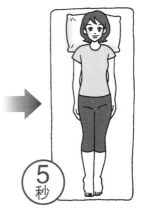

要点

・必须先从右侧开始

熟练后

・增加翻滚次数

增添体操后的
一日作息表

此日程表是以理想的日程为标准。
以眩晕为契机，重新审视一下自己的生活吧！
想要舒适地度过每一天，就努力做体操吧！

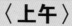

〈上午〉

 7:00~ **起床·洗漱**

起床后，低头洗脸时会觉得眩晕吗？感到眩晕的你，晚上认真做"大声点头操"了吗？

 8:00~ **早上的体操·吃早餐
今天的身体状况如何？**

吃早餐前 做 1 分钟早操

"追逐拇指操" 10 次

"婴儿摇头操" 10 次

"原地踏步操" 40 次

来吧，一定要大声计数，从早上开始发声会让人心情舒畅。今天的身体状况感觉怎么样呢？

做完体操后吃早餐。

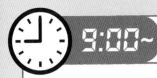

9:00~ 做家务的时间

做家务时，一般眼睛和头部上下左右活动的次数比较多，所以容易引起眩晕。即使感到眩晕也不要气馁！感到焦虑时，说一些积极的话语来鼓励自己。如果看洗衣机的漩涡而感到眩晕就尽量不要去看；收拾早餐时感到眩晕的话，就温习一遍"婴儿摇头操"吧！

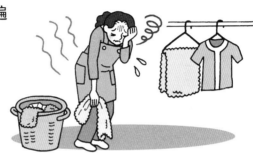

〈下午〉

12:00 午餐·外出

早晨做的"原地踏步操"感觉如何呢？

如果身体没有摇晃不稳的话，可进行外出活动，相信自己，享受外出活动的快乐。如果担心的话可请家属同行，在家附近散步即可。

考虑到中途需要休息，尽量选择较为充裕的时间段外出。服用抗眩晕药物的人请携带药物外出，以防万一。

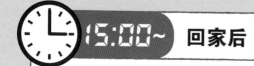

外出活动有助于转换心情。如果感到疲倦，可卧床休息。在沙发上休息时尽可能平躺。

侧躺时，一侧耳中的耳石容易脱落或者移位，所以尽量不要侧躺。

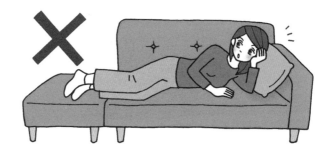

· 致没有外出的人

稍微活动就会感到眩晕的人，是不是做一点点家务就会感到疲劳呢？那么，这时就应该选择休息了。

但是，不要一直卧床休息，选择看电视等转换一下心情。看电视会觉得声音吵？但是选择什么都不做，你的心情会越来越低落，希望你能做一些自己喜欢的事情来调整心态。

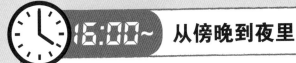

16:00~　从傍晚到夜里

从傍晚开始人们通常就会感到疲倦，这个时间段最容易发生眩晕，通过晚间操来消除一天的疲劳，然后好好睡觉。

"大声点头操" 10 次。

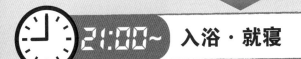

19:00~　晚餐

睡前 3~4 小时吃晚餐，如果睡前进食太多的话，会导致入睡困难。

21:00~　入浴・就寝

你害怕淋浴吗？做"大声点头操"，你就不会感觉害怕了，也可参考第 91 页的入浴方法专栏。入睡前一定要做"咕噜咕噜翻滚操"，可以预防睡觉时引起的眩晕。

"咕噜咕噜翻滚操"
1 组。

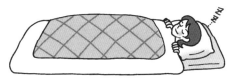

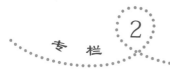

恶心、心慌都是眩晕症的自主神经症状之一

● 耳部疾病对自主神经产生的影响

有些人在眩晕时会出现心率加快的症状，眩晕发作时会引起交感神经兴奋，常伴有心悸、恶心、呕吐、出冷汗等症状。耳部疾病会导致自主神经功能失常，所以耳性眩晕出现的以上症状给人们带来了很多痛苦。

● 因眩晕而引起的 3 个反射

耳部疾病除了影响自主神经以外，还影响眼睛和脊髓的神经反射，会引起以下症状：

前庭眼反射：眼球震颤、自觉外界事物旋转或摇晃

前庭自主反射：恶心、呕吐、血压升高、心悸、出冷汗

前庭脊髓反射：肩周炎、头痛、踏步时身体左右摇摆

● 眩晕改善操对肩周炎也有疗效！？

说到肩周炎，人们很难与眩晕联系到一起。因眩晕而引起的肩周炎，即使通过正骨或按摩治疗也只能暂时缓解疼痛，而不能根治。

所以说不治好眩晕，这些症状就很难得到改善。坚持做眩晕改善操，对肩周炎、头痛及更年期综合征等疾病有意想不到的功效。

PART 3

头昏病也要注意！

◎ 头昏、步态不稳是眩晕的后遗症

很多人因"行走时身体左右摇晃，步态不稳""行走时有漂浮感，就像踩棉花"而困扰，这也是眩晕的症状表现之一。

尤其是步态不稳的症状，常出现在眩晕后遗症中。有漂浮感是良性发作性位置性眩晕症的症状表现，即使耳石归位到耳石器中但不能附着于耳石膜上，也会引起眩晕。在前庭神经炎或突发性耳聋发作后会持续几年出现步态不稳的表现。

◎ 常出现在老年人中的头昏病

很多老年人由于常在眩晕的基础上伴随"头昏、步态不稳"而苦恼。

这就是老龄性平衡障碍，这种步态不稳的出现，是因为随着年龄的增加，控制身体平衡的小脑、眼睛、耳朵的功能逐渐下降，支撑身体的肌肉、筋骨日渐衰退导致的。

随年龄增长，机体老化是不可避免的，但是不能因为这个原因而放弃了对头昏病的治疗。

坚持做体操，打造一个可以战胜头昏病的身体吧！

打造一个可以战胜头昏病的身体

◎ 锻炼下半身可以消除步态不稳

大家最担心的是否是外出活动的时候呢?

身体摇摇晃晃,像脚踩棉花一样,害怕在人群中行走,上下楼也会腿软,或者想要起身时可能会掌握不了平衡而跌倒。

患者可以通过做头昏病预防操,来消除这样的不安。即使因为头昏、身体摇晃而站不稳,只要下半身强健,也会起到预防跌倒的作用。通过锻炼下半身,会减轻因头昏、步态不稳带来的焦虑。

◎ 2个对头昏、步态不稳有效的体操

在 PART3 中介绍的是可以有效锻炼下半身的体操,人体 2/3 的肌肉集中在下半身。

"金鸡独立式"对上下楼梯时摇摇晃晃、腿软的人有疗效,某一侧腿抬起困难说明这一侧腿部肌肉功能较弱,应反复进行锻炼。

"足尖站立式"是锻炼小腿腓肠肌的体操,腓肠肌容易随年龄的增长而衰退,所以要加强锻炼。

现在开始,你也来打造一个可以战胜头昏病的身体吧!

金鸡独立式

30秒

对上下楼梯时摇晃不稳的人有疗效!

有效人群 ·上下楼梯时摇摇晃晃、腿软的人

首先，在有支撑的情况下做操

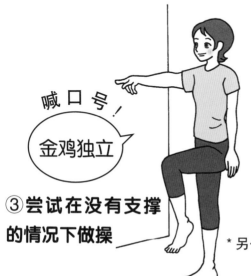

喊口号！

金鸡独立

③尝试在没有支撑的情况下做操

①手臂伸直，向侧方抬起，用手指支撑于墙壁

②眼睛睁开，一条腿抬高，保持此姿势

30秒

* 另一侧以同样的方式重复动作。

下一步，在没有支撑的情况下尝试做操

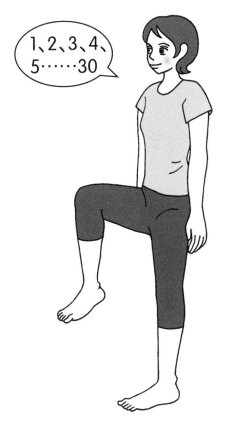

1、2、3、4、5……30

眼睛睁开，一条腿抬高，保持此姿势。

30
秒

* 另一侧以同样的方式重复动作。

要点

· 腿应尽量抬高

· 重点锻炼相对比较难完成动作的一侧身体

熟练后

· 逐渐延长抬腿时间

足尖站立式

15秒

预防因肌肉力量减弱引起的步态不稳

有效人群
· 起身时身体摇晃不稳
· 行走时身体摇晃不稳

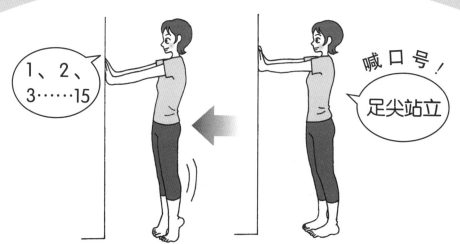

1、2、3……15

喊口号！

足尖站立

②双足跟同时跷起，保持足尖站立姿势 15秒

①双手掌向前抬高，撑于墙壁

③缓慢放下足后跟

[若双手支撑较容易时，可换成单手支撑]

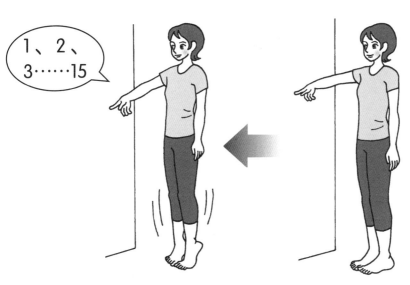

②双足跟同时踮起，保持
　足尖站立姿势 (15秒)

③缓慢放下足后跟

①手臂向侧方抬起，用手
　指支撑墙壁

要点

·将足后跟尽量抬高

熟练后

·逐渐延长站立时间。
·这个动作可没有你想象的那么简单哦！

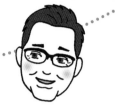

专栏 3

老年人的头昏病是
一个重大课题

● 65 岁以上的老年人中约有 250 万人处于虚衰状态

随年龄的增长，老年人会在肌力减退的基础上，陷入身体机能减退、认知能力下降等"虚衰"的状态，身体摇晃，步态不稳便是虚衰的症状之一。

目前，日本 65 岁以上人口约占 10%，推测约有 250 万人处于虚衰状态。

日本的矶子中央医院对 54 名 65 岁以上，因眩晕或者头昏、步态不稳就诊的患者进行问卷调查，结果显示：

①半年内体重减少 2~3 公斤 12 人（22%）

②近两周，莫名的感觉疲惫 24 人（44%）

③不愿意出门 25 人（46%）

④拿不动买的东西、打不开瓶盖 29 人（54%）

⑤绿灯时不能一次性通过斑马线 31 人（57%）

自身状况符合①，并且在②～⑤中有 2 项以上符合者，确定为虚衰状态。

●通过做头昏病预防操来改善虚衰状态

老年人如果卧床 2 天，肌肉力量就会下降 1%。如果因眩晕而长时间卧床不起，那么有可能就会长期卧床不起了。

为了预防虚衰，需要摄取均衡的营养，通过运动疗法强筋健骨。那么，在这里就推荐做头昏病预防操。

PART 4

消除不安！
女性眩晕Q&A

Q
无论去哪个医院都查不出原因，我该怎么办?

A
捷径就是咨询专业治疗眩晕症的医生。

如果你因为眩晕而去医院就诊的话，首先建议你去耳鼻喉科，而不是内科。引起眩晕的大部分原因是耳部疾病，并且直接让耳鼻喉专家检查，会节约更多的时间和金钱。

●但是在耳鼻喉科也没查出原因……

很遗憾，也会有这样的情况发生……目前的医疗现状是能够诊断和治疗眩晕症的医生少之又少。尤其是耳鼻喉科的专业分支较多，既有擅长耳病的医生也有擅长鼻病的医生，在这种情况下能专门治疗眩晕症的医生屈指可数。

●专业医生应该如何选择呢?

"日本眩晕平衡医学会"的官方网站上有眩晕咨询医生一览表，

推荐你在这里找到离你较近的专家进行就诊。

另外，可通过本书第 22 页的流程图协助你判断疾病。

Q

医生说只要"习惯眩晕就好了",是这样吗?

A

这是错误的! 病从心上起,要有治好疾病的信心。

所谓疾病,是在遗传因素的基础上加上外界环境的影响而发生发展的。

所以,父母或亲戚有眩晕症的话,与正常人相比,将来患眩晕症的概率会增高。

●父母也容易晕车

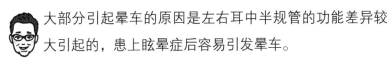大部分引起晕车的原因是左右耳中半规管的功能差异较大引起的,患上眩晕症后容易引发晕车。

能想到这些的人,即使现在还没有眩晕的症状,但也可以说是眩晕症预备军了。

●我有点担心了,怎么办?

不要担心! 既然知道未来有可能患上眩晕症,现在开始做本书中介绍的体操来预防就可以了。即使出现眩晕症状,掌握了相关知识就不用担心了。

Q

也许更年期吧,我最近经常发生眩晕,吃药也不起作用,这是更年期疾病吗?

A

眩晕也有可能来自于耳部疾病,如果症状没有改善的话,建议去耳鼻喉科就诊。

为眩晕所苦恼的人绝大多数是女性,眩晕患者百分之七八十是女性,研究认为眩晕的产生与雌激素有关。事实上,很多女性会在月经前后、更年期前后等雌激素分泌紊乱时,发生眩晕。

●眩晕也属于更年期症状吗?

是的。伴随着面赤或上火,就会有眩晕的症状。所以有很多人误以为是更年期综合征而去妇产科,治疗后眩晕症状却得不到改善。

●妇产科治疗后没有改善,建议去耳鼻喉科。

如果在妇产科进行治疗后,眩晕仍没有好转,可以怀疑是耳部疾病引起的,那么建议你去耳鼻喉、眩晕门诊进行咨询。

Q 父母有眩晕症,我也会眩晕吗?

A 这是有可能的,建议趁早做体操预防眩晕。

 如果你已经适应了眩晕,肯定每天都过得很平静,同时每天都会卧床休息一段时间。

首先,你自己要有战胜疾病的信心。

●医生,我起身后感觉太难受了。

 这样是不行的,如果一直卧床休息,身体的平衡调节功能就会逐渐减弱。当然,如果是眩晕的大发作时期就不要勉强自己,如果是轻度眩晕的话,就不要躺下,做体操来活动身体,躺着是治不了眩晕症的!

●我已经输给眩晕了。

 你要战胜它!无论患什么病,都会使人们变得脆弱,尤其是眩晕症,更容易让人灰心失望。

不要去习惯眩晕,而是要学会在发生眩晕时选择适当的体操来缓解。

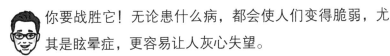

Q

行走时，身体开始左右摇晃不稳了，通过做操可以改善吗？

A

通过做操可以调节平衡能力又能锻炼下半身。

头昏、步态不稳的症状与眩晕相似，发病时身体摇晃导致不能正常行走或脚下有踩棉花的感觉。

● 医生，是什么原因引起的头昏、步态不稳呢？

由于前庭神经炎等大发作的后遗症或良性发作性位置性眩晕症导致的耳石移位或脱落后不能及时复位，导致头昏、步态不稳。

● 我今年 75 岁，我这种身体摇晃不稳的情况是……

可能是因为年龄高引起的摇晃不稳。因为年龄增加，会出现耳部功能失调，肌肉力量下降，全身机能减退等，从而引起的身体摇晃不稳。

● 确实是像你说的那样……

"安静"是头昏、步态不稳的大敌。平静不动会使肌肉力量下降。对于老年人来说，起身、行走动作会越来越难，最后会导致需要护理或卧床不起，坚持做"金鸡独立式""足尖站立式"来锻炼肌肉吧！

Q

我已经厌倦体操了,如何继续?

A

给自己定一个治好眩晕症后的终极目标,如"治好眩晕就去国外旅行"之类。

 休息 1 天不做体操,就需要 3 天时间来恢复状态。为了治好眩晕症,希望你能坚持每天做操。

● 总是觉得做操很麻烦……

 畅想一下治好眩晕症之后的事情。比如可以去旅行、继续去游泳、重新参加舞蹈班……能够重新享受因为眩晕而不能做的事情。把治好后想要做的事情作为目标,是不是就能坚持做操了呢?

● 忙起来就忘记做操了……

 就像刷牙一样,把做操当作一种生活习惯。习惯到不做操就会不精神、感觉浑身难受,这种状态是最好不过了。坚持做操 1 个月、3 个月、6 个月、1 年时,不要忘记赞美一直努力的自己,去享受美食或买自己喜欢的东西等,给自己一些奖励就会有坚持下去的动力。

Q

做体操我就感觉不舒服,还要继续做吗?

A

为了打败眩晕,请坚持!

这种情况和运动后肌肉酸痛是一样的, 因为要锻炼不经常使用的地方, 所以会有不适感。

请坚持做操来锻炼身体的平衡功能。

● 那么, 是否可以认为感到不适是因为体操起作用了?

不完全是, 不能以偏概全。

尤其是良性发作性位置性眩晕症, 刚开始做操时会有一时的眩晕加重的情况。不要半途而废, 只要渡过这个阶段你的眩晕症状会逐渐改善。但是发生强烈的眩晕时, 请暂停做操, 症状缓解后再继续开始, 千万不要勉强。

做操的速度应该怎么控制?

比日常中实际动作速度慢就会没有效果。熟练后请逐渐提高速度。

初次做操时,1秒1次为标准,做20次就用20秒。

●速度快跟不上节拍怎么办?

熟练之前可以放慢速度。

但是也有例外,如治疗回头时眩晕的"婴儿摇头操",如果做操速度比日常回头速度还要慢的话就没有疗效了。

眩晕改善操是基于日常容易引起眩晕的动作而设计的,所以做操的速度尽量不要比正常动作的速度慢。

熟练后,请逐渐加快速度。

●颈部疼痛,加速好像有点困难。

如果颈部感觉疼痛的话,当然可以放慢速度。身体感到不适时,要在可以接受的范围内做操,不要勉强。

<table>
<tr>
<td>

Q

没发生眩晕时，总会想到眩晕的事情，心情好沉重。

</td>
<td>

A

要有积极向上的心态! 请一边喊口号一边做体操。

</td>
</tr>
</table>

 请放心，不只你一个人有这样的想法。身体与心理的健康是一个整体，因身体发生疾病而引发心理疾病的情况并不少见，在眩晕患者中，很多人会伴有抑郁症状。

● 感觉我已经开始有抑郁症状了……

发生这种情况时，请做本书介绍的眩晕改善操。做操时一定要大声的喊口号，在大声发出声音后心情会变得明亮。

● 但是我连发声的精力都没有。

起初可以假装有精神，即使没有精神，发出几声后就会真的有精神了；然后，暗示自己不要闷闷不乐，要积极向上地考虑问题，这种暗示至少维持 5 分钟以上。欣赏外面美丽的景色，和别人愉快交谈或找到今天让你感到幸福的事情，将其记录在"幸福日记"中是一个不错的选择（参照第 92 页）。

Q

因担心眩晕而失眠。

A

白天不要安静地休息，通过做眩晕改善操进行适度的运动。

 虽然很多人会因为担心眩晕而导致失眠，但是会不会是因为痛苦的眩晕症状，白天一直在睡觉而导致的失眠呢？

● 确实是……因为眩晕难受而躺着休息。

 总是午睡的话，到了夜晚当然会入睡困难。

● 有没有可以改善睡眠的方法呢？

 请注意以下 6 点。

①上午晒阳光浴

②按时吃饭

③适度运动，例如散步等

④睡前半小时不要入浴

⑤睡前 3 小时不要摄入咖啡因

⑥专心睡觉

因睡觉时眩晕而苦恼的人，睡前做"咕噜咕噜翻滚操"（参照第 50 页），会减少对睡觉的焦虑。

<table>
<tr>
<td>

Q

家人不能理解我眩晕的痛苦。

</td>
<td>

A

与其让家人理解你的痛苦，倒不如让他们看到积极向上的你。

</td>
</tr>
</table>

 很多患者都说"因为眩晕不能做家务了"。不仅不能做日常的事情，很多事情还需要借助家人的帮助，所以对家人的愧疚感会越来越深。

●话虽如此，但我家人对我的态度很冷漠。

 从家人的角度出发，虽然想理解你的痛苦，但是你从外表看起来跟正常人一样，所以有时也会因无法理解而表现得焦躁。

 ●怎么做才能让家人理解我的痛苦呢？

建议你不要再跟家人诉苦了，要有一个必须治好眩晕的决心。

除了剧烈的眩晕，尽量不要依靠家人的帮助，自己努力过好日常生活。

与其说泄气话，家人更希望看到积极面对疾病的你，但不要勉强自己。

Q

做体操可以使眩晕症痊愈吗?

A

不要想着痊愈,以治好**80%**为目标。

 也许会让你失望,眩晕症是不会痊愈的,所以请将目标定在 80%。

● 什么！！我以为会痊愈呢……

 耳部器官也会老化,这是不可避免的。随着年龄的增加身体各个器官都会出现功能退化,就像头发会变白一样,

耳部功能下降也是衰老的表现。

● 虽然我的白头发少,但是耳部比别人老化的快吗?

 是的,要接受衰老的事实,眩晕患者总是对完全治愈有过高的期待。

只要对日常生活没有造成影响,虽然没有痊愈,但是与现在相比要轻松很多。

请学会与眩晕和平共处,享受积极乐观的人生。

Q

为了预防眩晕想在家以外的地方做操,但是不好意思做……

A

选择人流较少的地方做操或者找某个标记点去做操。

 没有必要感到羞耻。

虽然这样说,但的确很难忽视周围的眼光,如果可以的话,尽可能在家中做好眩晕改善操再外出。

●外出时突然感觉要眩晕时,我该怎么办?

 采取应急措施做眩晕改善操时,首先要在心里默念"我要战胜眩晕!"

然后,找到一个大概与肩等宽的标志物,能让视线随之左右移动。

我的患者在乘坐电车前把站牌的左右两端当作标记点,迅速做操来预防眩晕。

在工作单位时,可以在距离墙面 50 厘米左右的地方找个图钉或者粘贴便利贴作为标记点做操。

然后结合自己的实际情况做操就可以了。

Q

患上眩晕症害怕外出,怎么办?

A

请想方设法与眩晕症和平共处。

记录好自己在什么情况下容易发生眩晕,找到可以与眩晕和平共处的办法。"天气不好就容易眩晕""每到生理期前后就会眩晕""每年6月和9月频发"等,对于不同的人容易发生眩晕的时期也不相同。在这个时期应避免外出,在家观察情况。

●看到人群我就感觉眩晕。

为了使自己习惯在人群中,请多加练习。在家中,可以摆放几把椅子当作人群,在中间行走。

●还是会害怕……

不能因为害怕就在家中躺着休息,这样对眩晕没有任何帮助。要有战胜眩晕的决心。

在家里你总是会想到有关眩晕的事情。可以做一些简单的事情,例如看一些美丽的风景图、喜欢的艺人照片,当然,如果看到我的脸能有效的话,可以尽情地欣赏。

Q 因为害怕眩晕，做不了未来的计划。

A 交一些同样被眩晕困扰的朋友。

 曾经喜欢和朋友出去玩或者去旅游的患者对我诉苦，在出行时经常会给朋友添麻烦或者因为眩晕发作突然取消约会，之后朋友就不再约自己了。

●我也是朋友逐渐减少了……

 话虽如此，在你身边被眩晕困扰的人可能会出乎意料的多，建议交一些能相互激励的朋友，大胆地跟朋友和家人讲述你眩晕的症状和病史吧！

●我能交到所谓的"眩晕"朋友吗？

你可以去参加一些社交活动或者医院举办的眩晕知识讲座等，会有助于你交朋友，可以放松心情与坐在旁边的人交谈。患有眩晕症的人，大部分都是心善的人，肯定会热情地回应你；还可以互相交流彼此的对抗眩晕经验，对自己是一个重要的参考。

作为一名医生，我会让我诊治过的患者去交一些"眩晕"朋友的。

眩晕患者外出旅行真的没问题吗?

一定要去旅行!

 如果你没有出现眩晕症状的话，请多进行外出活动，去享受外出旅行的快乐。

但是，眩晕大发作后 1 个月以内，要尽量避免远行。因为眩晕与气压变化密切相关，所以特别要注意避免乘坐飞机出行。

●旅行的注意事项是什么?

 如果担心眩晕的话，可以携带晕车药以防万一，这样就可以安心了。

●还是要坚持做眩晕改善操是吗?

 是的! 你在旅行的地方也要坚持做操，尤其是"原地踏步操"（参照第 46 页），可以反映当天的身体状况。

请在旅行中尽情享受眼前的美景和美食吧! 我经常告诉患者，专注于快乐的事情时就会忘记眩晕。欢迎讲述你美好的旅行故事。

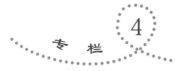

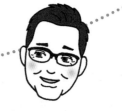

眩晕与钙元素的关系

● 缺钙容易造成耳石脱落

耳石的主要成分是碳酸钙，所以缺钙时耳石容易脱落，容易引起良性发作性位置性眩晕。请注意日常饮食，防止钙元素缺乏。

● 多发生在眩晕患者中的骨质疏松症

眩晕患者的骨密度低于同龄女性，是因为大部分患者害怕眩晕，经常保持安静，不爱运动而造成的。筋骨会随身体运动而变强壮，经常卧床不起，筋骨也会变得越来越脆弱。

通过站立，给腿施加压力，有助于改善骨质疏松。

经常卧床不起是治不了骨质疏松的！

以下是有效预防骨质疏松作用的微量元素和食物，建议每天摄入。

钙	牛奶、小鱼、酸奶等
维生素 D	香菇、鸡蛋、鲑鱼等
维生素 K	菜花、生菜、菠菜、纳豆等

摄入可以增强筋骨的食物和坚持做眩晕改善操，努力预防骨质疏松症。

PART 5

眩晕的预防

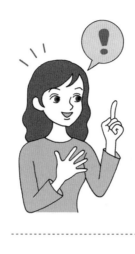

◎ 了解眩晕加重的因素

只要掌握控制眩晕的技巧，任何情况下发生眩晕也不会慌张。因此，了解眩晕加重的因素也非常重要。

掌握知识，成为预防眩晕的高手

---

①睡眠不足　对于任何疾病而言，睡眠不足都是大敌！

②身体状态不佳　身体虚弱，眩晕就会趁虚而入。

③气压变化　台风等产生的低气压，飞机起飞和着陆产生的压力变化，这些压力变化会影响耳部。请根据当天的天气情况计划出行，不要勉强出行！

④过劳　适当放松也是保持健康的秘诀！

⑤压力　感觉压力大时，可以通过找朋友交谈或看美丽的风景来缓解心情。

⑥人群　身体不适时，避免到人口聚集的地方。

⑦生理期或更年期前后　只有这个不能避免。所以不要勉强，不要钻牛角尖。

◎ 改善日常生活的好机会

治疗眩晕是改善日常生活的好机会。以此为契机，实现预防眩晕的生活吧。

以下介绍的是"生活改善疗法"，对轻度的抑郁症也有很好的疗效。本书反复强调，眩晕与心理疾病息息相关，因此养成有利于身心健康的生活习惯可以改善眩晕症状，心态也会变得积极向上。

养成以下生活习惯，塑造一个可以战胜眩晕的身体。

◎ 改善生活状态的 6 个要点

①定期运动　通过约 1 小时的有氧运动，使受破坏的神经细胞再生→有点难度。

②通过食用沙丁鱼或青花鱼等摄取欧米伽 3 等不饱和脂肪酸　青花鱼富含可以预防阿尔茨海默症和动脉粥样硬化的营养物质→可以做到。

③早上晒日光浴　阳光会调整你的生物钟→可以做到。

④适度午休　午休尽量控制在 30 分钟以内。

⑤交朋友　多与人交流，不要孤立→交一些"眩晕"朋友。

⑥不要郁郁寡欢　可以感到苦恼，但是不要超过 5 分钟。

◎ 了解眩晕前兆

一旦发生眩晕，首先要保持镇定。要熟知眩晕前兆的变化表现，以防万一。

①脑后感觉不适，有牵拉感

②不自主晃动

③耳鸣或听力下降

④肩周炎加重

⑤莫名的烦躁

⑥心慌、心悸

⑦伸懒腰打哈欠

◎ 记录每天的身体状况

每个人产生眩晕的症状不同，那么其前兆表现也各不相同。

为了能够把握自己的眩晕状态，推荐大家每天将自己的身体状况进行记录，这样有助于你逐渐认清自己在何时何地何种状态下出现哪种类型的眩晕。

通过观察自己身体状态的变化，大家可以知道自己今天应该在家休息或者今天不应该去游泳等，这种方法可以预防眩晕的发生，有效防止眩晕的恶化。

◎ 在外出中发生眩晕时

如果外出时发生眩晕，首先要找一个安静的地方躺下休息。

在车站或者商场时，要向工作人员寻求帮助，去医务室休息。

在户外时，可以选择躺在公园的椅子上安静休息。

躺下时可解开衣领，选择感觉较轻松的方向侧躺，为防止呕吐物引起窒息，请不要平躺。

状态平稳后，请服用医生开具的处方药，观察情况。在家中发生眩晕时，和外出时一样选择舒适的姿势安静休息。

◎ 在家中发生眩晕时

建议选择在安静且昏暗的房间休息。

无论外出还是在家中，如果发生较强烈的眩晕，不能独立行走等，在服药30分钟后症状仍没有缓解时，请及时呼叫救护车。

状态平稳后也建议去医院的内科或者耳鼻喉科进行就诊。

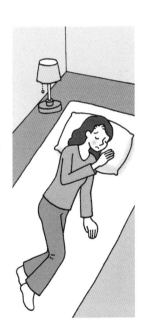

树立自我治疗眩晕的信心很重要！

◎ 积极的心态让你变得坚强

有些患者就像抓住最后一根救命稻草一样来我的诊室就诊，大家认为只要接受诊疗眩晕就会得到改善，但这是一个很大的思想误区。

在之前我也提到过，眩晕是由于长期的生活习惯累积而造成的疾病。所以自己累积起来的疾病，要通过自己的努力去克服。

因此不要指望被别人治好，要坚信眩晕可以被自己治好！

◎ 你认为痛苦，所以才痛苦

有些人听到这句话会感到心情郁闷，认为这句话说起来容易，但实际上真的痛苦不堪。

积极的心态和言语是非常重要的。如果总是觉得痛苦，你就会越来越痛苦；如果时刻都想着眩晕，就很容易引诱眩晕的发生。

◎ 越有干劲，小脑机能越活跃！

对于控制身体平衡功能的小脑来说，越有干劲，其效果就越显著。小脑发达的人运动神经好。专业的运动员虽有运动天赋，但也是通过不断努力获得的成功。所以建议大家通过阅读本书，正确有效地锻炼小脑功能，改善眩晕。

反复强调，眩晕不仅是身体上的疾病，也是心理疾病。有些人经常把痛苦挂在嘴边，心态也会变得消极。即使感到痛苦，也不要说出来，不妨改成用"不能输"来做积极的心理暗示激励自己。

◎ 相信我的人都被拯救了！

在已经痊愈的患者中，起初对眩晕改善操的治疗表示半信半疑的人不占少数。

眩晕目前没有更好的治疗办法，只有做眩晕改善操这一个选择。

在不断的坚持中，患者们确实体会到了很好的疗效。

所以，相信的我人会被拯救！

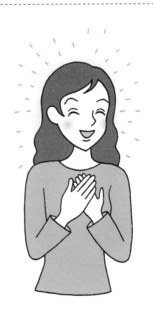

◎ **越做越会感觉到效果**

最开始做眩晕改善操时会觉得痛苦，在这种情况下不要忘了用"不能输！"来激励自己。

即使是假装有精神，坚持到最后肯定会变得真的有精神！

以往因为痛苦不能做的家务，会逐渐变得轻松起来，也会期待每一次外出活动，你会过上正常人的生活，是不是很期待呢！

◎ **你只有眩晕改善操！**

首先你可以以上当受骗的心态，在早上和晚上做操，坚持做2周眩晕改善操。

当你坚持做3天、1周、2周时会明显感受到眩晕症状的改善，与此同时，你就会有坚持做下去的心情了。

因为能治好你眩晕的只有这个眩晕改善操，别无选择！

想与我在诊室见面的话，在坚持做眩晕改善操后也不迟。

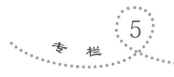
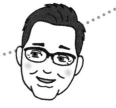

如何安全、安心地入浴

● 为了安心入浴

苦恼于眩晕时，也会害怕入浴，担心在入浴时突然发生眩晕而跌倒。

为了消除入浴带来的不安，要注意入浴的方式。

● 在浴室和盥洗室放置椅子，预防因头昏、脚步不稳而跌倒

避免长时间入浴，不要做激烈的动作，无论做什么动作都要放慢速度是关键。

不仅在浴室，有些人在入浴结束后，在盥洗室也会发生眩晕。所以在浴室和盥洗室放置椅子，在发生眩晕时可以迅速坐下休息。

另外因高龄而眩晕严重时，建议在浴室安装扶手或者在地面铺上防滑垫。

好不容易等到的轻松入浴时间，少一点不安，可以更好地放松自己。

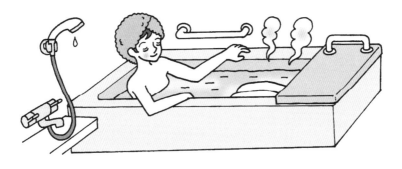

改善眩晕的 幸福日记

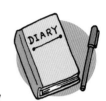

🍀 练习"发现幸福"

用一行字记录每天发现的"小幸福"。

无论多小的事情都可以，每天找到一个能让你稍微开心，感到愉快幸福的事情记录下来。

以下是对很难向前看的人的一些建议。

也许你会认为怎么可能每天都有幸福的事情发生，其实幸福的事情很多，例如"孩子夸你今天做的便当很好吃""看到了美丽的夕阳""今天的星座运势排名第一"……幸福的事情有很多吧？

🍀 做一个抗压能力强的人

每天 1 个，1 年就会收集 365 个幸福的事情，你会发现自己被幸福包围，自然而然会露出幸福的笑容。

这种幸福感，会增加神经传递物质 5-HT（5- 羟色胺）的分泌，5-HT 分泌不足时，会引起情绪不稳定或抑郁症等疾病。

想要成为一个抗压能力强又幸福的人，强烈推荐写"幸福日记"！

挑选自己心仪的日记本

12月1日

· 发现了眩晕改善操

12月2日

· 老公跟我说："你好像瘦了一点！"好开心！

12月3日

· 在便利店买的大福饼特别好吃。

*无论多小的事情都可以。

找一找试试吧！

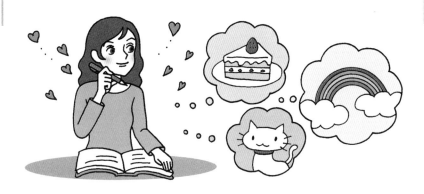

后记

感谢您的阅读。

眩晕和感冒、头痛一样，是任何人都有可能患上的疾病。眩晕也是容易使人感到焦虑的疾病。

现在与我刚进入医疗行业时相比，眩晕症的诊断与治疗有了很大的进步。其中最有代表性的进步是发现了称作良性发作性位置性眩晕的耳性眩晕症。

随着时代潮流的发展，如今发达国家已经进入超老龄化社会。目前在眩晕症中，更多的是因高龄而产生的原因不明的头昏、步态不稳。身体摇晃，步态不稳成为眩晕的主要症状，因此眩晕患者的痛苦也在发生改变。

我这里有一封能突出此现象的信件，虽然这是一封刚收到的信件，但我平时也会频繁收到类似信件，在此引用一部分修改后的内容呈现给大家。

"您好，前几日拜读新井老师的眩晕书后，受到了很大的震撼。我现在与书中描述的症状简直一模一样，从两年前开始不能外出，甚至在家也会感觉头昏、身体摇晃不稳，不能正常走路，非常的痛苦。我是一名 81 岁的高龄女性。"

"我的眩晕症状在内科开药后、静脉注射后也没有得到改善。在耳鼻喉科诊断为听力下降，但是脑部 MRI 并未见异常，因此中断了耳鼻喉科的治疗，另求高明。有人劝我说既然年龄大了就应该放弃治疗，接受这个疾病。"

"我现在仍在内科开一些抗眩晕药物和维生素 B_{12}，但症状还没有一点改善的迹象，我该怎么办？我需要您的帮助，非常期待您的回信。"

据这位患者描述，她经常就医的医生告诉她说："你年纪大了就放弃治疗，去习惯这样的生活吧！"

用大脑思考一下，即使是高龄患者，他也是因为痛苦才来就医的，我们常把这种痛苦的慢性身体摇晃称作"老年性平衡障碍"。

并且大多数医生都喜欢在对患者进行治疗后听到患者说："谢谢你，我已经痊愈了！"这种感谢的话语。

所以，"治不好，放弃吧"这样的词语对医生来说也是一种失败，没有比这更难说出口的话了。说明医生也是无计可施，因为现在根本没有能让眩晕完全治好的药物。

因此，我推荐本书中的体操，当然这个疗效也不能得到满分。

但是这个体操只需要 1 分钟，谁都可以做。只需 1 分钟，就能改善平衡功能，可以预防跌倒，也可延长寿命。

那么现在苦于眩晕和头昏病的每一位，可能还是无精打采，惴惴不安的状态，只要通过做操，就有可能会让你的身心变得精力充沛。

请大家坚持做眩晕改善操，为了能过上正常的生活和享受自己的兴趣爱好，努力治好眩晕和身体摇晃吧！不要再说痛苦、治不好等泄气的话了，我为大家加油！

最后，在此对经常来我的门诊，每天都能坚持做操的眩晕患者们，表示由衷的感谢并给大家更多的鼓励。

另外，对在眩晕门诊一起为患者们加油的眩晕平衡神经科的工作人员表示由衷的感谢。

新井基洋